BEI GRIN MACHT SICH IHR WISSEN BEZAHLT

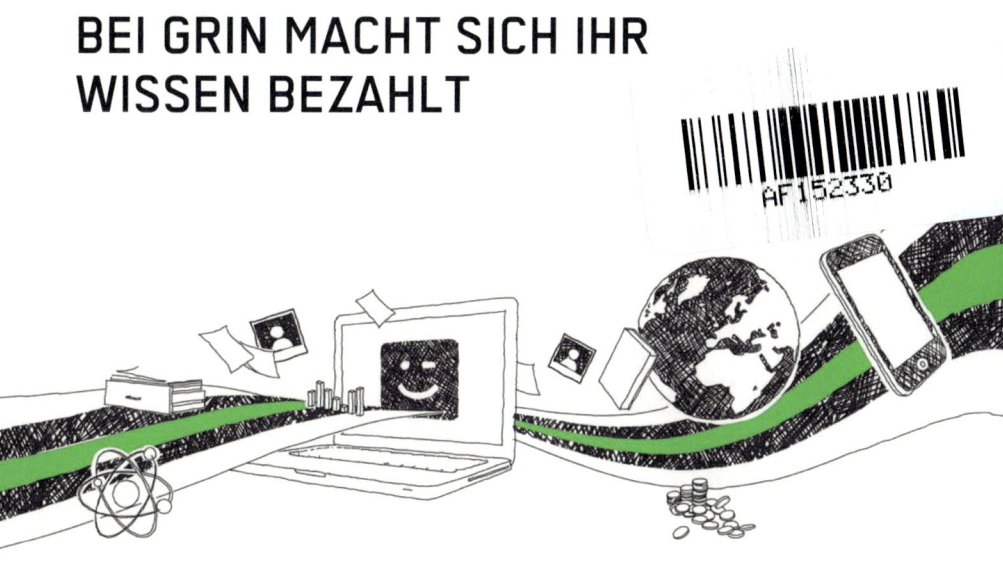

- Wir veröffentlichen Ihre Hausarbeit, Bachelor- und Masterarbeit

- Ihr eigenes eBook und Buch - weltweit in allen wichtigen Shops

- Verdienen Sie an jedem Verkauf

Jetzt bei www.GRIN.com hochladen
und kostenlos publizieren

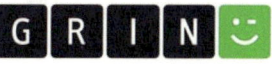

Bernd Hoffmann

Demographischer Wandel und daraus resultierende Konsequenzen

GRIN Verlag

Bibliografische Information der Deutschen Nationalbibliothek:

Die Deutsche Bibliothek verzeichnet diese Publikation in der Deutschen National-
bibliografie; detaillierte bibliografische Daten sind im Internet über http://dnb.d-
nb.de/ abrufbar.

Impressum:

Copyright © 2012 GRIN Verlag GmbH
Druck und Bindung: Books on Demand GmbH, Norderstedt Germany
ISBN: 978-3-656-58643-2

Dieses Buch bei GRIN:

http://www.grin.com/de/e-book/267577/demographischer-wandel-und-daraus-
resultierende-konsequenzen

GRIN - Your knowledge has value

Der GRIN Verlag publiziert seit 1998 wissenschaftliche Arbeiten von Studenten, Hochschullehrern und anderen Akademikern als eBook und gedrucktes Buch. Die Verlagswebsite www.grin.com ist die ideale Plattform zur Veröffentlichung von Hausarbeiten, Abschlussarbeiten, wissenschaftlichen Aufsätzen, Dissertationen und Fachbüchern.

Besuchen Sie uns im Internet:

http://www.grin.com/

http://www.facebook.com/grincom

http://www.twitter.com/grin_com

Demographische Entwicklung und daraus resultierende Konsequenzen

Inhaltsverzeichnis

Einleitung:

Die demographische Entwicklung ist ein Prozess, der in Deutschland und anderen Industriestaaten im Fokus der Öffentlichkeit steht. Sei es in der Wirtschaft, die sich auf andere Bedürfnisse der Kunden und den damit veränderten Nachfragen auseinander setzen muss, der Politik, die sich mit einer neuen Wählerschicht auseinander gesetzt sieht, die Arbeitgeber, die mit einer zunehmenden Quote an älteren Arbeitnehmern planen müssen oder das Gesundheitswesen, welches sich auf die Häufung von gerontologischen Krankheitsbildern einstellen muss.
„Die Verteilungskämpfe der Zukunft, werden um Rente und Altenheimplätze ausgetragen werden."[1]
Tatsächlich hat die Veränderung auch in der Zivilisation schon begonnen. Schulen werden geschlossen, Arbeitszeiten verlängert, Renten gekappt und ganze Dörfer werden geschlossen. Weiterhin ist damit zu rechnen, dass in einem bestimmten Zeitraum ganze Landstriche menschenleer werden.
Die Lebenserwartung, die nach heutigem Stand bei durchschnittlich 80 Jahren liegt, verlängert sich zu Sehens. Um das Beispiel der weiblichen Lebenserwartung aufzugreifen, hat diese sich in den letzten 160 Jahren um jährlich drei Monate verlängert. J. Vaupel sagt in seinem Artikel im The Washington Quarterly: „Jedes zweite kleine Mädchen, das wir heute auf der Straße sehen, hat eine Lebenserwartung von 100 Jahren, jeder zweite Junge wird aller Voraussicht nach 95."[2]
Die Bevölkerungsdynamik wird, wenn man der demographischen Entwicklung glaubt, vom Sterben geprägt sein, nicht mehr von der Geburt. „Die 12-jährigen von heute werden einmal nicht nur die am stärksten besetzten Jahrgänge der 60-jährigen sein. Sie werden in einer Gesellschaft leben, in der die 80-jährigen und Älteren nicht mehr wie heute vier Prozent (3,2 Millionen), sondern zwölf Prozent der Bevölkerung (9,1 Millionen) stellen. Die Hälfte des Landes wird älter als 48 Jahre alt sein, nach anderen Berechnungen sogar älter als 52 Jahre."[3] Diese Aussagen verdeutlichen, welchem strukturellem Wandel wir zukünftig in unserer Bevölkerung ausgesetzt sind.

Viele der Einwohner Deutschlands werden mit ihren Eltern, Großeltern und Urgroßeltern gleichzeitig auf der Welt sein. „Zum ersten Mal in der Menschheitsgeschichte ist die Zahl der Älteren größer als die Zahl der Kinder."[4]
Aber es ist nicht so, dass sich Deutschland alleine mit dieser Entwicklung konfrontiert sieht. Es betrifft alle Industrienationen mehr oder weniger stark. „Im Jahre 2050 werden allein in China so viele über 65-jährige leben wie heute auf der ganzen Welt."[5]
Im weiteren Verlauf werden verschiedene Gesichtspunkte der demographischen Entwicklung dargestellt. Hieraus ergeben sich folgende Fragen:

Wie manifestiert sich die demographische Entwicklung?
Diese Frage soll aufzeigen, wo der altersstrukturelle Wandel bereits sichtbar ist. Hieraus ergibt sich die Frage:

Welche Konsequenzen hat die demographische Entwicklung?
Diese wird einmal im Allgemeinen für die Gesellschaft und im Speziellen für das Gesundheits-system beleuchtet. Die Konsequenzen betreffen jeden Menschen, gerade in Industrienationen. Nachdem dies erfolgt ist, wird der letzte Gesichtspunkt beleuchtet, nämlich:
Was können wir tun um die negativen Auswirkungen abzudämpfen?
Da wir die Entwicklung nicht mehr aufhalten können, geht es nur noch um die Frage, welche Bewältigungsmechanismen wir im Umgang mit eben dieser Entwicklung bereits haben und welche

---

[1] Spiegel Jahrbuch 2004, S. 498 ff., München 2003
[2] Vaupel, J.: „Setting the Stage. A Generation of Centenarians?"; The Gerontologist, 43 (2003) S. 272-274
[3] Statistisches Bundesamt, Erklärung zur Bevölkerungsentwicklung Deutschland, 6. 6. 2003.
[4] Schimany, P.: Die Alterung der Gesellschaft. Ursachen und Folgen des demographischen Umbruchs, Frankfurt, 2003 S. 291
[5] http://www.demographic-research.org/volumes/vol2/5/html/default.htm.(16.12.13)

wir noch entwickeln können, um bestimmte, daraus resultierende Konsequenzen zu kompensieren.

Begriff Demographie:

Die Demographie bzw. die Bevölkerungswissenschaft ist ein Teilbereich der Wissenschaft, der sich sowohl statistisch als auch theoretisch mit der Entwicklung von Bevölkerungen bzw. Bevölkerungsgruppen und deren Strukturen befasst. Ihr Untersuchungsgegenstand ist einerseits die alters- und zahlenmäßige Gliederung, die geografische Verteilung der Gliederung, als auch die Umwelt- und die sozialen Faktoren, die für Veränderungen verantwortlich sind. Um Gesetzmäßigkeiten im Bezug auf die Bevölkerungsentwicklung zu erfassen, wird sich der Statistik bedient, die deskriptive Modelle entwickeln soll.

Literaturrecherche:

Zur Literaturrecherche dienten mir das Internet und die Bibliothek der Universität in Koblenz. Im Internet ging ich deduktiv vor. Ich versuchte mir einen Überblick zu schaffen, was allgemein zum Thema Demographie im Umlauf ist. Da der Begriff Demographie, eingegeben in der Suchmaschine Google unzählige Ergebnisse hervorbrachte und ich ohnehin die demographische Entwicklung der Bundesrepublik Deutschland in den Fokus stellen wollte, begrenzte ich die Suche auf eben diese Entwicklung. Bei dem Verständnis des Themas und bei der Literaturrecherche haben mir die beiden Bücher „Das Methusalem-Komplott" von Dr. Frank Schirmacher und das Buch „Alterung der Gesellschaft: Ursachen und Folgen des demographischen Umbruchs" von Peter Schimany. Durch das Lesen dieser beiden Bücher bekam ich ein Grundverständnis für die demographische Entwicklung und dessen Auswirkung und wurde dadurch auf weitere einschlägige Bücher und Artikel zu diesem Thema aufmerksam.
Parallel suchte ich im Internet nach nationaler und internationaler Literatur zum betreffenden Thema. Wegen der hohen Zahl an Treffern zu den Stichwörtern beschränkte ich mich allerdings auf die Sichtung der ersten drei Seiten der Suchmaschine Google.
Des Weiteren erschwerte mir die Suche, dass es sich bei vielen Treffern nicht nur um aktuelle Literatur handelte, sondern auch um solche die vor dem Jahre 2000 herausgegeben wurde. So dass sich daraus schließen lässt, dass die Zahlen, die in der Literatur verwendet wurden, noch Älter als das Erscheinungsjahr waren ich aber im Rahmen dieser Hausarbeit mit möglichst aktuellen Zahlen arbeiten wollte.

Zum besseren Verständnis der Recherche dient folgende Tabelle:

Suchhilfe	*Suchbegriffe*	*Anzahl der angezeigten Treffer*
Google Scholar	Healt effect of demographic trends	Ungefähr 1.050.000
Google	Auswirkung der demographischen Entwicklung	Ungefähr 511.000
Google	Demographie in Deutschland	Ungefähr 441.000
Google Scholar	Demographie in Europa	Ungefähr 29.700
Universitätsbibliothek Koblenz	Demographie in Deutschland	14
Universitätsbibliothek Koblenz	Demographische Entwicklung	61

Durch die Tabelle wird anschaulich gemacht in welcher Fülle Ergebnisse zu dem Thema vorliegen, so dass man die Recherche noch stark eingrenzen musste. Die Suche an der Universitätsbibliothek in Koblenz war nur begrenzt ergiebig, da Treffer auf dem Gebiet meist im Fachbereich der Betriebs- und Volkswirtschaft stammten, auf dessen Blickwinkel ich im Rahmen dieser Hausarbeit nur kurz eingehen wollte.

Bei meinen Recherchen über die Demographie hat mir die Seite des statistischen Bundesamtes sehr geholfen, da dort aktuelle Zahlen vorlagen, die mit Verfahren ermittelt wurden, die wissenschaftlichen Anforderungen gerecht werden.

Darstellung der Ergebnisse/Arbeitstitel:

Wie manifestiert sich die demographische Entwicklung?

Dass unsere Lebenserwartung mittlerweile Ausmaße jenseits der 90 Jahre erreicht, überrascht niemanden mehr und gehört beinahe schon zur Normalität. Die Französin Jeanne Calmund war mit 122 Jahren der älteste lebende Mensch. Dies ist zunächst ein Einzelfall aber die Häufigkeit, in der wir dieser Zahl immer näher kommen, erhöht sich drastisch. War dies immer so? Nein, denn: „ Man hat niemals prähistorische Skelette von Menschen gefunden, die älter als 50 Jahre geworden waren. Die menschliche Lebenserwartung betrug in 99,9 Prozent der Zeit, die wir diesen Planet bewohnt haben, 30 Jahre." [6]

Dieses Zitat veranschaulicht, welche Entwicklung wir in den letzten 100 Jahren in Relation zur Entwicklungsgeschichte der Menschheit gemacht haben. Allerdings ist der Endpunkt der menschlichen Lebenserwartung noch nicht erreicht. Die Lebenserwartung von Europäern und anderen Industrienationen wächst jährlich. Um dies zu veranschaulichen ist folgende Tabelle geeignet:

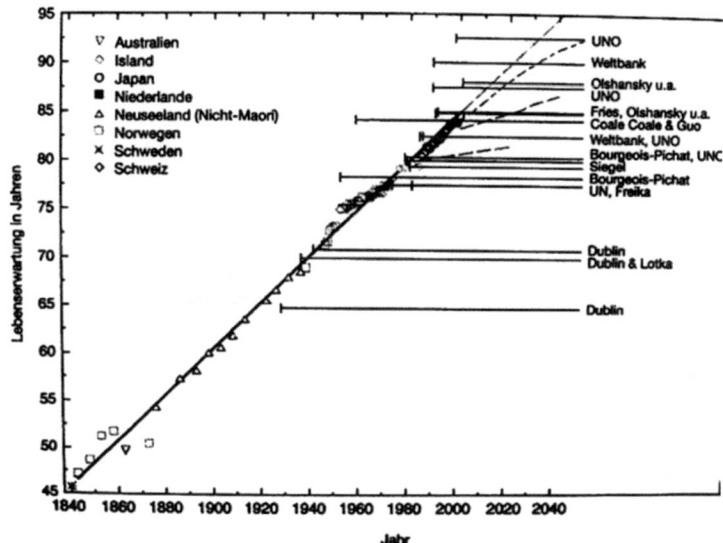

Rekord-Lebenserwartung bei Frauen von 1840 bis heute

Quelle: Kaupel 2002

---

[6] Hayflick, L.: „The Future of Aging" in: Nature. Vol 408. 11.2000, S. 267

Die horizontalen Linien zeigen die jeweiligen Höchstgrenzen der Lebenserwartung. Hieraus wird erkenntlich, wie oft die Schätzungen nach oben korrigiert werden mussten. Ebenso ist nicht in Sicht, dass der Trend der Schätzungen der Lebenserwartung weiter abnehmen wird.
Dies zeigt auch wiederum, dass man sich mit dem Phänomen „altern" noch nicht lange auseinandersetzt. Es gibt keinerlei Forschungen in diesem Bereich, die älter als 50 Jahre sind. Dies ist sicherlich auch dem Umstand geschuldet, dass durch Kriege und deren Begleiterscheinung die physiologische Altersgrenze eine weniger große Rolle gespielt hat, als heute.
„Im Jahre 1925 waren (…) nur 5, 8 Prozent der Bevölkerung des Deutschen Reichs älter als 65 Jahre und 36, 2 Prozent jünger als 20 Jahre. Knapp 100 Jahre später, im Jahre 2020, werden knapp 26 Prozent der Deutschen über 65 Jahre alt sein, und die unter 20- jährigen machen gerade noch 17 Prozent der Bevölkerung aus." [7]
Mit den Umständen des Krieges und dem damit einher gehenden Leid, müssen wir uns in den Industriestaaten heute, zur Erleichterung aller nicht mehr auseinandersetzen. Dem Alter kann also freien Lauf gelassen werden. Die Über – Achtzigjährigen bilden den am schnellsten wachsenden Teil der Bevölkerung in Deutschland. Im europäischen Vergleich hat Deutschland auch die höchste Anzahl alter Menschen: „Die Bundesrepublik ist bereits heute das "Altersheim Europas". Bereits im Jahrbuch 2011 des Europäischen Statistikamtes führt Deutschland die Tabelle an: (...) und dem höchsten Anteil an Rentnern aller 27 Staaten." [8]

Zukünftige Entwicklung des demographischen Wandels:

Weitere Fakten zum Thema Alterung der Gesellschaft sprechen die gleiche Sprache. „Den Berechnungen zufolge wird die Zahl älterer Menschen von 606 Millionen im Jahr 2000 auf 1 ,97 Milliarden im Jahr 2050 um mehr als das Dreifache ansteigen. Damit wächst diese Altersgruppe deutlich schneller als die Weltbevölkerung, die im selben Zeitraum nur um die Hälfte zunehmen wird." [9]
Was man bei solchen Zahlen beachten muss ist, dass es sich hierbei nicht um Trends mit einer gewissen Wahrscheinlichkeit auftretende Größen handelt, sondern von den heute vorliegenden Daten hochgerechnete Ergebnisse für das Jahr t. Damit soll verdeutlicht werden, dass dies eine Entwicklung ist, die man nicht durch Aussitzen beheben kann, in der Hoffnung die Berechnungen stimmen nicht. Eine weitere Aussage zu dem Thema Alterung ist folgende: „ Die Anzahl der Menschen, die älter als 85 Jahre alt sind, wird sich bis dahin (2050) von 26 Millionen auf 175 Millionen versechsfacht haben, die über 100- jährigen werden sich versechzehnfacht haben, von heute 135000 auf 2,2 Millionen."[10]
Daraus lässt sich folgern, dass auf jede zweite Person in der Altersgruppe von 40 bis unter 60 spätestens 2050 eine Person entfällt, die älter ist als 80 Jahre alt ist.
Ein weiterer Faktor hierbei ist, dass wegen der höheren Lebenserwartung des weiblichen Anteils der Bevölkerung, eine Feminisierung des Alters entsteht. Dies unterstreicht die Erkenntnis, dass 2050 die Zahl der über 85-jährigen Frauen die Zahl aller anderen Altersgruppen übersteigt.
Speziell in Deutschland haben wir, wie Eingangs bereits beschrieben, mit einer hohen Alterung der Gesellschaft zu tun: "In Deutschland werden in greifbarer Zukunft völlig unterschiedliche Generationen aufgrund der langen Lebenserwartung gleichzeitig alt sein (die Jahrgänge 1930 bis1965), und alle über 60-Jährigen bilden dann zusammen bereits fast 35 Prozent der Bevölkerung."[11]

---

[7] Schimany, P.:Alterung der Gesellschaft, Campus Verlag, 2003. S. 264
[8] http://www.welt.de/politik/deutschland/article109584614/Die-Deutschen-werden-so-alt-wie-nie-zuvor.html 16.12.13
[9] Schimany, P.: Alterung der Gesellschaft. S. 288. 2003 Campus Verlag
[10] Vgl. Peterson: „Gray Dawn: The Global Aging Crisis", in: Foreign Affairs, Vol. 78, S. 44 No 1 (1999),
[11] 8. bzw. 9. Bevölkerungsvorausberechnung des Statistischen Bundesamtes (Variante 2); vgl. Schimany, Alterung, S. 268 Campus Verlag 2003

Zur Illustration der steigenden Lebenserwartung in Deutschland dient folgendes Diagramm:

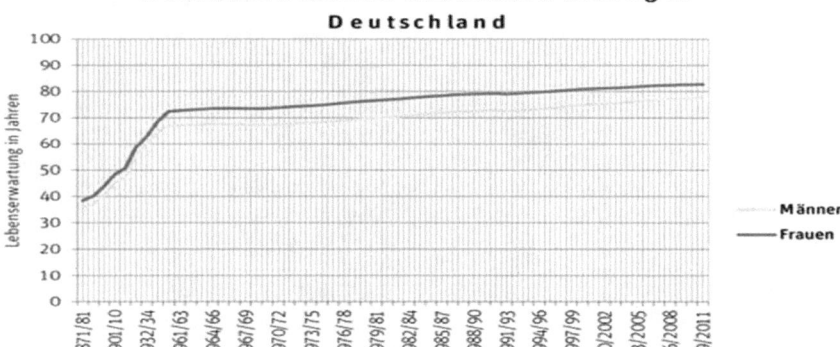

Quelle: Statistisches Bundesamt, Statistisches Jahrbuch 2009

Welche Konsequenzen hat die demographische Entwicklung?

Ein Faktor der Konsequenzen dieser Entwicklung ist der soziale Faktor. Viele Menschen in unserer Gesellschaft denken noch in Altersstereotypen. Hierbei wird unterstellt, dass man mit 60 – 70 Jahren nicht mehr in ausreichendem Maße in der Lage sein soll, körperliche und intellektuelle Leistungen im Berufsalltag zu erbringen. Doch diese Diskriminierung des Alters beginnt nicht erst mit Erreichen des 60. Lebensjahres. Sie beginnt bereits 20 Jahre vorher. Lewis Lapham und Robert Fulford haben eine Untersuchung veröffentlicht, die altersgeleitete Entscheidungen in einer Berufsvermittlung analysiert: „ Jene, die über 40 Jahre alt waren, erhielten in dieser Untersuchung signifikant schlechtere Bewertungen als die unter 40-Jährigen. Wesentlich ist dabei, dass der negative Zusammenhang zwischen Alter und Güte der Beurteilung auch dann noch erhalten blieb, wenn die Unterschiede zwischen den Kandidaten in Ausbildungsniveau, einschlägiger Berufserfahrung und selbst in Testwerten der intellektuellen Leistungsfähigkeit statistisch kontrolliert worden waren." [12]
Die Stigmatisierung alter Menschen ist allerdings keine neuzeitliche Entwicklung. Wir bekommen schon als Kinder nahe gebracht, dass man dem Alter nicht trauen darf. Dies zeigt sich bereits in Jahrhunderte alten Kindergeschichten in denen Hexen, Zauberer und Stiefmütter grundsätzlich alt sind und meist Böses im Sinn haben.
„ Sind 6- bis 8-jährige Kinder mit einer 70-jährigen und einer 35-jährigen Person in einem Raum, meiden sie die ältere Person, nehmen seltener Blickkontakt mit ihr auf, halten großen Abstand, beginnen seltener Gespräche (…). 4-Jährige unterscheiden noch nicht zwischen dem älteren und dem jüngeren Menschen. [13] 4-Jährige unterscheiden noch nicht zwischen dem älteren und dem jüngeren Menschen. Was wir hierdurch feststellen können, ist, ohne näher auf diese Phänomen eingehen zu wollen, dass irgendetwas mit den Kinder im Alter zwischen 4- und 6 Jahren passieren muss, damit dieses Verhalten hervorgerufen wird.

So ziehen sich die Kreise der Altersdiskriminierung. Sie manifestieren sich bereits in früher

---

[12] Filipp, S.-H. /Mayer, A.-K. : Bilder des Alters. Altersstereotype und die Beziehungen zwischen den Generationen, S. 184 Kohlhammer, Stuttgart 1999,

[13] Filipp, S.-H./Mayer, A.-K: Bilder des Alters, S. 251. Ob soziales Lernen durch das Fernsehen die Prägung von Kindern beeinflussen kann oder die Haltung zu Älteren nicht biologisch codiert ist, wird weithin diskutiert. Kohlhammer Vgl. Nelson: Ageism, S. 107

Kindheit und kommen in letzter Konsequenz bis hin zu dem Ergebnis der Sozialforscher J. Rodin und E. Langer, die bewiesen haben, dass die negative Besetzung und Stigmatisierung des Alters tatsächlich zu den negativen Stereotypen und Handlungen führt: Verlust des Selbstbewusstseins, Kontrollverlust, Reduzierung der Kreativität und Denkleistung, um nur einige der Symptome zu nennen. Dies ist dann ein klarer Fall von einer self-fulfilling prophecy.

Des Weiteren kann man davon ausgehen, dass die älteren Menschen sich einer enorm gewachsenen Abhängigkeit ausgesetzt sehen. Zukünftig werden ältere Menschen aufgrund steigender Scheidungsraten und verringerter Kinderzahlen meist weniger nahe Verwandte haben als unsere Eltern und Großeltern von heute. Abzusehen ist eine wachsende Zahl alter Singles ohne bzw. mit wenig unmittelbaren Angehörigen. Ihnen bleiben, wenn sie im Alter zu Pflegefällen werden, nur wenige Möglichkeiten, z. B. das Heim, mobile Pflege- und Sozialdienste oder der Aufbau eines tragfähigen sozialen Netzes, das die Familie ersetzten kann.
Um den Trend der Altersverschiebung in Relation zur Bevölkerung aufzuzeigen, dient folgendes Diagramm.

Lebenserwartung in Deutschland:

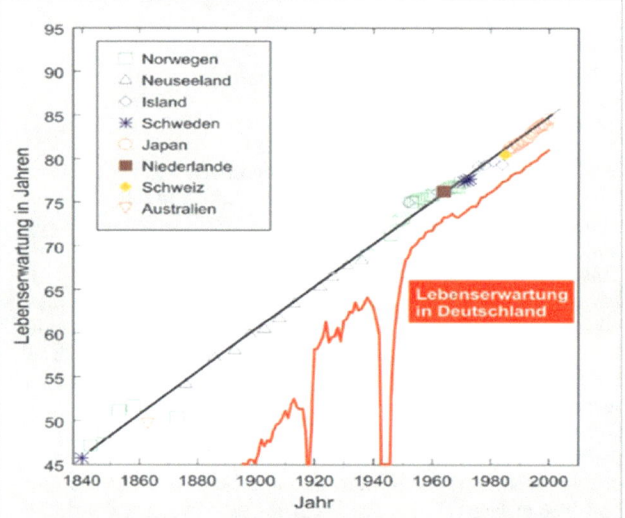

Max-Planck-Institut für demographische Forschung, Longevity, Health an Time of our Life.22.10.2013

Diese Entwicklung lässt erahnen welche Altersgruppen im Verhältnis zur Gesamtbevölkerung das meiste Wachstumspotential haben.
Dies hat auch politische Auswirkungen. Dadurch, dass es immer mehr ältere Menschen gibt, verschieben sich auch die Interessen und Bedürfnisse. Es ist erwiesen, dass ältere Menschen eher eine Partei wählen würden, die hohe Sicherheit und Polizeipräsens befürworten und dafür die Ausgaben für Bildung reduzieren würden. Dies könnte zur Folge haben, dass ein Rohstoffarmes Land wie die Bundesrepublik Deutschland, das zum Großteil von Exporten lebt die Innovationen fehlen würden, da es keine ausreichenden neuen Forschungen gegeben hat. Im Wettbewerb mit den Schwellenländern China und Indien würden wir dann weiter an Boden verlieren.
Die Alterung der Gesellschaft spielt nicht nur für die Politik eine große Rolle. Komplette Wirtschafts- und Forschungszweige entdecken nun eine ganz neue Käuferschicht.
„Das Massachusetts-Institut of Technology hat 1999 sein „AgeLab" gegründet, ein Labor, das

gezielt Technologien für eine alternde Welt entwickelt."[14]
Ein Beispiel der Forschungsprojekte mit denen sich das „AgeLab" beschäftig, ist „Pillpet".
Dies ist ein künstliches Haustier das seinen Tod simuliert, wenn der Besitzer vergisst seine Pillen
einzunehmen. Oder ein Handy, das Alzheimerpatienten davon abhalten soll, einfach aufzulegen.
Eine weiteres Projekt ist folgendes:" (…) ein VW-Käfer - wurde mit Technologien ausgerüstet, die
das Auto sofort sicher bremsen, wenn Körperwerte des Fahrers, wie Blutdruck oder Temperatur, die
Norm überschreiten."[15]

Die aufgezeigte demographische Entwicklung hat darüber hinaus auch Auswirkungen auf das
Gesundheitssystem.
Proportional zu der gestiegenen Lebenserwartung verändern sich auch die Morbiditäts- und
Mortalitätsursachen.

Folgende Tabelle für 2011 verdeutlicht die Todesursache nochmals:

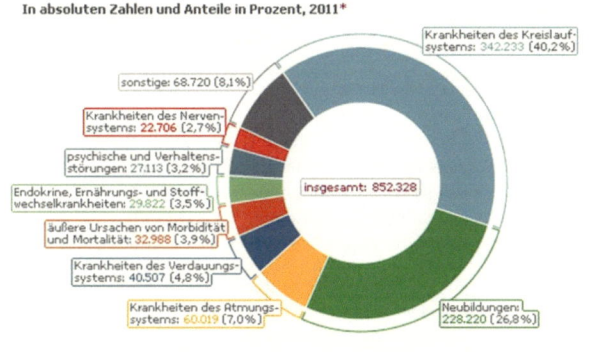

http://www.bpb.de/nachschlagen/zahlen-und-fakten/soziale-situation-in-
deutschland/61832/todesursachen 30.12.2013

Mit der steigenden Lebenserwartung ändern sich linear dazu auch die Morbiditäts- bzw.
Mortalitätsursachen. Die Krankheiten des Herz-Kreislauf-Systems und der (bösartigen)
Neubildungen die sich meist erst in den letzten 5 Jahren der Lebensdauer entfalten sind mittlerweile
mit 48,5% bzw. 26.8% die häufigsten Todesursachen.
Die Alterung der Gesellschaft hat allerdings nicht nur die oben genannten Auswirkungen, denn mit
dem Alter kommen auch häufig Gesundheitliche Faktoren zum Tragen die durch das steigende Alter
zu nehmen, wie z.B. Demenzkrankheiten oder Diabetis Typ II B.
Nun stellt sich die Frage, welche Auswirkungen dies auf das Gesundheitssystem hat.
Am ehesten zu erwarten ist eine Veränderung der kurativen Medizin durch die starken
Veränderungen in der Altersstruktur. Dies ist dadurch bedingt, dass eine Zunahme der chronischen
Erkrankungen wie auch bösartigen, onkologischen Neubildungen, die tendenziell eher im letzten
Drittel des Lebens zu erwarten sind, die Diagnostik, Behandlung und Therapie hohe Zuwachsraten
bringt.

---

[14] http://web.mit.edu/agelab/index.html (16.12.13)

[15] Fox, C.: „Technogenarian. The Pioneers of Pervasive Computing Aren´t Getting Any Younger", in: Wired, 9.11.2001

Für das Gesundheitssystem hat dies durch den Krankenhausabbau in den letzten Jahren von 2447 Krankenhäusern im Jahre 1990 zu 2017 Krankenhäusern im Jahre 2012 Engpässe in der flächendeckenden Versorgung der Patienten zur Folge, da gerade die Krankenhäuser der Regelversorgung auf dem Land zu Gunsten der großen Kliniken in den Städten geschlossen werden mussten.

Setzt man nun die Bevölkerungsentwicklung in Relation zu der abnehmenden Zahl der Krankenhäuser, so wird man sich gewahr, dass diese Situation auch Probleme mit sich bringen kann. Ältere chronisch Kranke bzw. multimorbide Patienten werden zunehmend die Krankenhäuser in Anspruch nehmen. Dazu kommt noch, dass die Krankenkassen einen weiteren Abbau der Krankenhausbetten fordern. Ein weiteres Problem ist, dass das Gesundheits- und Pflegesystem von einem starken Fachkräftemangel betroffen ist, was sich durch die beschriebene, in Zukunft anfallende erhöhte Nachfrage nach Leistungen aus dem Gesundheits- und Pflegesystem noch verschärfen wird.
All dies bringt das Gesundheitssystem in eine schwierige Situation.
Es besteht ein struktureller und finanzieller Handlungsbedarf seitens der Politik, um dieser veränderten Situation entgegen zu wirken.

Was können wir tun um diese negative Entwicklung abzudämpfen?

„Im Unterschied (...) beruhen alle demographisch bedingten Probleme ausnahmslos auf den Verhaltensweisen der Menschen. Die Menschen haben es also in der Hand, die Zukunft ihrer gesellschaftlichen und sozialen Mitwelt ganz nach ihren Vorstellungen zu formen." [16]
Um beim einzelnen Individuum anzufangen ist es wichtig, sich von dem von der Kultur oktroyierten Bild „der/des Alten" loszulösen. „Sich jung fühlen" ist kein Selbstbetrug. Es ist eine Aussage, die schafft, wovon sie spricht." [17]

Äquivalenzquotensystem:

Eine Möglichkeit zwei Prlbeleme gleichzeitig zu lösen, nämlich einerseits das der Unzufriedenheit bzw. das des Nicht-mehr-gebraucht-werden-Gefühls, das sich kurz nach dem Austreten aus dem Beruf manifestiert und anderseits, das des Mangels an Fachkräften in einer Volkswirtschaft, wäre ein Äquivalenzquotensystem ab dem Alter einzuführen, bei dessen Erreichen man laut Gesetzt gezwungen ist, in den Ruhestand zu treten.
Das System hat zwei Ebenen. Mit der horizontalen Ebene wäre die Zeit gemeint, die man noch am Arbeitsplatz verbringen kann. Diese könnte bei den Berufen, die nicht von körperlicher Arbeit geprägt sind, angewendet werden. Man könnte es so verstehen, dass ab dem 65. Lebensjahr die den Menschen, die damit einverstanden sind einen mit dem Arbeitgeber abgesprochenen Zeitraum in der Quote 2:5 weiter arbeiten. In diesem Fall 2 von üblicherweise 5 Tagen könnten die betreffenden Personen weiter arbeiten und Aufgaben erledigen, die sie durch jahrelange Routine perfekt beherrschen.
Die vertikale Ebene bezieht sich auf die Tätigkeit. Eine solche Einteilung kann bei Berufen vorgenommen werden, die von harter körperlicher Arbeit geprägt sind. Als Beispiel könnte ein Dachdecker, der das Renteneintrittsalter erreicht hat und der körperlich nicht mehr in der Lage ist, die Arbeit vor Ort an der Baustelle durchzuführen, durchaus wegen seiner Erfahrung in diesem

---

[16] Birg, H: Die demographische Zeitenwende. Der Bevölkerungsrückgang in Deutschland und Europa, München 2001, S. 13.

[17] Smith, J./ Baltes, Paul B.: „Altern aus psychologischer Sicht", in: Berliner Altersstudie, S. 232;Filipp, S.-H./ Klauer, T. : „Conceptions of Self Over the Life-Span: Refelctions on the Dialectics of Change", in: Baltes, M./ Baltes, P.: The Psychology of Control and Aging; Hillsdale, NJ. 167-205.

Bereich Kostenvoranschläge kalkulieren oder den Lagerbestand kontrollieren, da er weiß, welches Material für welche Arbeit am ehesten verschlissen wird. Die horizontale und vertikale Ebene kann auch kombiniert werden. Zum Beispiel in der Art, dass man nur zu bestimmten Zeiten bestimmte Arbeiten erledigt.

Diskussion:

Bei der Betrachtung der Ergebnisse fällt auf, dass wir uns mit einer Veralterung der Gesellschaft auseinandergesetzt sehen. Dies stellen die Zahlen und die Statistiken ausreichend dar. Zweifelsfrei kann gesagt werden, dass sich das Verhältnis der Gesamtbevölkerung in der Bundesrepublik Deutschland hin zum Menschen im Rentenalter entwickelt und die Lebenserwartung weiterhin steigt. Zusätzlich dazu kommt, dass der medizinisch-technische Fortschritt die Lebenserwartung weiter erhöht.
Gleichzeitig tritt ein Identitätsproblem durch eine von Jugendwahn geprägte Gesellschaft auf. Wie dargestellt, neigt die Gesellschaft dazu, die Alten mit negativen Attributen zu bestücken, wohingegen jung zu sein, stets nur vorteilhaft ist.
Ein weiteres Problem ist das der Finanzierung und Versorgung der älteren Menschen. Die bisher umlagefinanzierte gesetzliche Krankenversicherung wird durch die sich im Alter häufenden Krankheiten der Versicherungsnehmer und der durch die anhaltend niedrigen Geburtenraten Gefahr laufen, sich hin zu einem defizitären System zu entwickeln. Der beschriebene Fachkräftemangel, der in Zukunft durch die erhöhte Nachfrage im Gesundheits- und Pflegebereich zu einem noch größeren Problem wird, spielt hier zusätzlich eine Rolle. Hier ist die Politik gefragt, strukturelle Veränderungen vorzunehmen.
Nicht nur, dass die Politik einem starken Handlungsdruck ausgesetzt ist, sie ist auch selbst von der demographischen Entwicklung betroffen, da sich eine neue Wählerklientel bildet, die bestimmte Interessen verfolgt. Hier wird es wichtig sein, dass sich die Interessen dieser Klientel nicht negativ auf Ausgaben für die Bildung und die Familie auswirken.

Eigene Erfahrungen zur Hausarbeit:

Bezüglich meines Vorgehens zu dieser Hausarbeit, ist zu sagen, dass ich von der Fülle der Informationen, die es zu diesem Thema gibt, stark herausgefordert wurde. Mit solch einem Umfang war meiner Meinung nach nicht zu rechnen.
Gleichwohl stellte es sich als schwierig dar, unter der Menge an Literatur diejenige zu finden, die noch aktuell ist, da einiges, was im deutschsprachigen Raum veröffentlicht wird meist zehn Jahre und älter ist. Da ich mich im Besonderen auf die Bundesrepublik Deutschland konzentrieren wollte, konnte ich mit internationaler Literatur nur in einem sehr begrenzten Umfang arbeiten.
Zu meinem Glück hatte ich, bevor ich diese Hausarbeit verfasst hatte, bereits die oben genannten Bücher von Dr. Frank Schirmacher und Peter Schimany gelesen, so dass ich eine Ahnung hatte, wo ich welche Literatur finden konnte und welche Kernaussagen zu treffen waren. Weiterhin vermittelten mir die beiden Bücher ein Orientierungswissen, welche Sparten aus Politik, Wirtschaft und Privatleben von der zunehmenden Alterung betroffen waren.
Mir ist bei der Erarbeitung der Fehler unterlaufen, dass ich die Fragestellung der Hausarbeit hätte besser eingrenzen müssen, beziehungsweise mich vorher mit dem Umfang der Literatur zu dem Thema ausgiebig auseinandersetzen, damit ich ein Grundverständnis habe, in welchem Umfang und welchen Zeitraum ich für eine angemessene Recherche kalkulieren muss.

Des Weiteren halte ich es für wichtig, selbst wie erfolgt zumindest ein bis zwei Werke an Literatur komplett zu lesen, um Zusammenhänge verstehen zu können und um einen Gesamtüberblick über das Thema zu haben um auch abseits der Fragen, die man zu dem Thema behandeln möchte, ein gewisses Verständnis zu haben.

Aus dieser Arbeit habe ich zusätzlich noch gelernt, wie man sich von einer allgemeinen Frage hin zu bestimmten Teilbereichen eines Themenkomplexes arbeitet und eine Struktur zwischen diesen Teilbereichen bilden kann, dass diese zu einem vernünftigen Gesamtüberblick führen.

Fazit:

Diese Arbeit stellt dar, wie die demographische Entwicklung in den Industrienationen im Allgemeinen und in der Bundesrepublik Deutschland im Speziellen voranschreitet und welche Auswirkungen diese auf ausgewählte Teilbereiche der Gesellschaft hat.

Anhand von Statistiken und Grafiken kann ceteris paribus die zukünftige Entwicklung vorausgesagt werden. Diese Erkenntnisse sollten dazu beitragen, ein Verständnis der jetzigen und zu erwartenden Situation zu erlangen und gleichzeitig die Möglichkeit geben, angemessene Maßnahmen seitens Politik, Wirtschaft und Privatpersonen zu treffen, um mit dieser Situation adäquat umzugehen.

Die Entwicklung ist im vollen Gange und wird unsere Generation stark beeinflussen. Ob es im Konsum, in der Politik oder im Gesundheitswesen ist. Keiner dieser Bereiche wird vor einer angemessen Auseinandersetzung mit Alterung der Gesellschaft umher kommen. Wir sollten nur nicht den Fehler machen, alten Menschen den nötigen Respekt entgegen zu bringen. Denn in einigen Jahren finden wir uns selbst in der Situation wieder.

Literatur:

Birg, H. (2001): Die demographische Zeitenwende. Der Bevölkerungsrückgang in Deutschland und Europa, München, Beksche Reihe

8. bzw. 9. Bevölkerungsvorausberechnung des Statistischen Bundesamtes (Variante 2) (2003); vgl. Schimany, Frankfurt, Campus Verlag

Statistisches Bundesamt, (6.6 2003.):Erklärung zur Bevölkerungsentwicklung Deutschland

http://www.demographic-research.org/volumes/vol2/5/html/default.htm. (16.12.13)

Filipp, S.-H./ Mayer, A.-K. (1999): Bilder des Alters. Altersstereotype und die Beziehungen zwischen den Generationen, Stuttgart

Fox, C. (9.11.2001): „Technogenarian. The Pioneers of Pervasive Computing Aren´t Getting Any Younger", in: Wired,

Hayflick, L. (11.2000): „The Future of Aging" in: Nature. Vol 408.

Vgl. Peterson (1999): „Gray Dawn: The Global Aging Crisis", in: Foreign Affairs, Vol. 78, No 1

Spiegel Jahrbuch 2004, München, Spiegel Verlag

Schimany, P. (2003): Die Alterung der Gesellschaft. Ursachen und Folgen des demographischen Umbruchs, Frankfurt: Campus Verlag

Smith; J./ Baltes, P. (1996): „Altern aus psychologischer Sicht", in: Berliner Altersstudie, S. 232; S.-H. Filipp/T. Klauer: „Conceptions of Self Over the Life-Span: Refelctions on the Dialectics of Change", in: M. Baltes/P. Baltes: The Psychology of Control and Aging; Hillsdale, NJ. 167-205.

Vaupel,J. (2003): „Setting the Stage. A Generation of Centenarians?"; The Gerontologist, 43

die welt, http://www.welt.de/politik/deutschland/article109584614/Die-Deutschen-werden-so-alt-wie-nie-zuvor.html [16.12.13]

AgeLab, http://web.mit.edu/agelab/index.html [16.12.13]